TABLE DES MATIÈRES

Fabien DUVAL	3
Préface	5
Médecine	7
Médecine, santé et travail	8
Les maladies mentales	15
La paranoïa et la niaiserie	19
La normalité sachant que c'est moi	25
Les paraphilies	32
Psychologie	37
Les révolutions sexuelles	38
La psychologie	42
Philosophie	45
La réussite scolaire et extrascolaire	46
Expansionnisme et isolationnisme	51
Le sage et le philosophe	54
Les valeurs de la religion chrétienne	57
La confiance	61
Les parties politiques	63
La vie paisible	66
Un monde de paix et de bonheur	70

Physique 72

Les boules noires 73

Les dangers de la technologie 76

Vers un monde de paix et de bonheur

FABIEN DUVAL

Vers un monde de paix et de bonheur

Du même auteur, aux éditions Amazon,

- **Physique et métaphysique**
- **La philosophie du bonheur**
- **Sciences fondamentales et médicales**

PRÉFACE

Après avoir écrit mes trois premiers livres chez Amazon, je décide donc d'en publier un quatrième.

Même si je suis médecin du travail, j'ai adopté le regard et le comportement d'un philosophe.

Effectivement, il est bien plus pertinent et utile d'apporter un regard personnel et critique sur tous les domaines. Ces réflexions, nouvelles pour beaucoup d'entre elles, permettent parfois d'avancer, ne serait-ce qu'en changeant ses propres perspectives.

L'un de mes objectifs est de vous faire comprendre que l'on peut penser par soi-même, et de vous y inviter.

Mon livre s'articulera autour de quatre parties : une partie concernant la médecine, une autre concernant la psychologie, une autre concernant la philosophie, et une autre concernant la physique.

J'insiste une nouvelle fois sur le fait qu'il s'agit de mes propres conceptions. Les médecins et les psychologues, quand ils parlent de leur discipline en tant que médecins et psychologues, utilisent un corpus officiel de connaissances, fort heureusement. C'est la même chose pour moi quand je consulte : je fais ce qu'on m'a appris.

Mais là, ce n'est pas la posture d'un spécialiste de la discipline que je prends, mais celle d'un penseur, livrant ses réflexions et propres conceptions.

FABIEN DUVAL

MÉDECINE

MÉDECINE, SANTÉ ET TRAVAIL

La médecine est un art complexe possédé seulement par les médecins.

C'est vrai, je suis médecin.

Mais quand j'écris un livre de philosophie, je souhaites ne pas faire de la vulgarisation médicale, mais apporter au contraire une réflexion personnelle et critique.

Seules ces réflexions permettent d'avancer, et de mieux comprendre les concepts médicaux.

Mes lecteurs se douteront donc bien que lire un chapitre en deux minutes est dérisoire devant les dix années de formation d'un médecin.

Psychiatrisation Et Ses Conséquences

Voir les gens autour de soi à travers des concepts issus de la psychiatrie présente beaucoup de désavantages.

En effet, la moindre anomalie, même minime, est catégorisé c'est-à-dire édictée comme étant un trouble.

À partir du moment où l'on se dit qu'il y a « trouble », c'est nettement plus péjoratif.

Une description littéraire neutre, c'est-à-dire qui n'est pas péjorative, est bien plus humaine. Par exemple, quelqu'un qui est décrite comme assez spéciale, avec une description riche qui la qualifie peut donner envie de la rencontrer et de l'accepter.

Quand on utilise des concepts, des étiquettes, pour qualifier quelqu'un, même si ces concepts ne sont pas péjoratifs pour le chercheur, au début, ces concepts peuvent devenir péjoratifs voir cauchemardesques pour celui qui est réduit à porter cette étiquette. La faute, parfois, est à la littérature elle-même, au cinéma, qui, au lieu de décrire la richesse d'une vie, transformera progressivement la saveur d'un concept, d'abord neutre, en un concept péjoratif.

C'est humain de vouloir s'approcher des gens qui sont en bonne santé.

Mais dans le cas de toute personne, même en cas de problèmes qui ne se verraient pas facilement, les désavantages d'un diagnostic systématique (un étiquetage systématique) pourraient être nettement plus grand que les avantages d'un tel diagnostic.

Les conséquences sur une vie possiblement gâchée sont d'autant plus grandes que le diagnostic est erroné.

Non Médecins Et Médecins

Sans vouloir me vanter, je dirais que je ne suis plus médecin. Je suis capable de pratiquer la médecine, ce qui n'est pas tout à fait la même chose.

D'abord, la population non-médecin ne voit aucune maladie. Puis, les jeunes médecins voient des symptômes partout. Le stade d'après est de redevenir normale, comme la population non-médecin. A ce stade, on voit la réalité avec les yeux d'un non-médecin, tout en ayant la possibilité de pratiquer la médecine quand on le décide, comme tout médecin.

Pratiques Diverses En Médecine

La médecine est une pratique (un art comme disent certains), où chaque médecin a un fonctionnement qui lui est propre. Beaucoup de médecins se sont fait une formation purement humaine.

Quand j'étais externe, j'essayais désespérément de comprendre la logique de ce que je faisais : il s'agissait plus de logique médicale.

En outre, pour tenir le coup (avoir une vie végétative durant l'externat est difficile à vivre), je faisais des mathématiques le soir parallèlement à mon externat, ce qui expliquait ma vision au départ très logique et formelle de la médecine.

Pendant mon internat, j'ai fait de la physique, pour tenir le coup également (une vie personnelle peu riche lors de l'internat ne rend pas la vie joyeuse).
Ma pratique médicale s'est trouvée totalement changée.

Maintenant, je ne suis plus précis. Au contraire, je schématise tout, et modélise tout de façon la plus simple possible.

L'alliance de ma formation en mathématiques et en physique se traduit par une schématisation dans un premier temps (comme mon professeur Richard Feynman me l'a appris via ses livres) puis une réflexion très logique à partir de ma modélisation initiale qui simplifie tout.

Cette façon nouvelle d'aborder les problèmes rend les problèmes de médecine (du travail) faciles. En tout cas, cette formation non médicale me facilitait considérablement la vie en médecine.

Mais je ne suis pas capable de faire une autre discipline. Comme dans toute discipline (médicale et non médicale), il faut très bien connaître les objets que l'on utilise (ce sont les connaissances).

Nous avons été chanceux en médecine du travail : les connaissances pouvaient s'apprendre sur le tas, seulement en pratiquant. Ce n'est pas le cas de tout le monde. Un interne en chirurgie ou en réanimation pourrait, théoriquement, causer le décès de personnes s'il n'était pas opérationnel très rapidement. Toutes les disciplines médicales ne sont pas aussi dangereuses les unes que les autres pour quelqu'un qui est en formation. Cependant, dans la formation d'un interne, tous les verrous nécessaires sont mis pour que la formation de l'interne soit profitable pour tout le monde, en particulier pour le patient, qui peut finalement dormir sur ses deux oreilles.

Définition De La Santé

J'avais déjà écrit un chapitre sur la santé et sa définition. J'ai amélioré mes conceptions.

Pour ma part, j'ai adopté depuis longtemps la définition de la santé de l'OMS (Organisation mondiale de la santé). Selon elle, la santé est un état de complet bien-être physique, psychique, et social. Un état de complet bien-être est un sentiment, une émotion de bien-être, donc un sentiment de bonheur.
Le but de la médecine serait donc de faire en sorte que les gens soient moins malheureux, donc plus heureux.

La définition de l'OMS doit être analysée finement.

Un état de complet bien être, c'est le sentiment de bonheur que l'on éprouve. C'est donc une sensation, donc une stimulation du cerveau. C'est donc un phénomène psychologique.

Tout se rapporte à la psychologie, puisque le bien-être est une émotion, une sensation.

Démontrons-le.

Le bien-être physique signifie ne pas avoir mal. Quand on a mal, on est malheureux. Quand on n'a pas mal, on est bien plus heureux.

Plus exactement, on peut être bien plus heureux.

Donc, le bien-être physique est une cause du bien-être psychologique.

Quant au bien-être social, si je suis dans un environnement social apaisant, avec des gens qui me ressemblent suffisamment, et qui sont gentils avec moi, je serais probablement bien plus heureux (bien-être psychologique).

Cependant, si je vis dans un endroit où règne l'insécurité et l'intolérance à mon égard, je risque de me sentir très mal et de déprimer (mal-être psychologique).

Donc le bien-être social est une cause du bien-être psychologique (l'émotion de bien-être).

Inventons un concept. Le bien-être social correspond à une société qui va bien. Donc la santé d'une société (que l'on appellera la santé sociale) va conditionner le bien-être social des citoyens.

Il y a parfois des liens entre les bien-être des différentes personnes dans une société. Donnons-en un exemple.

Dans certains pays, le but est d'apaiser considérablement les personnes présentant un risque, et étant diagnostiquées d'un Trouble particulier, afin que la société soit globalement plus apaisée. La meilleure santé sociale (résultant de l'apaisement des gens présentant un risque) améliorera nettement la santé psychologique des autres habitants.

La Santé Au Travail

En théorie, le bien-être au travail devrait être défini comme l'état de complet bien-être physique, psychologique, et sociale (la société est ici l'entreprise).

C'est essentiel, car on passe une très grande majorité de la journée au travail (cela dit, ceux qui chôment ne sont pas forcément choisis par le tissu social, ce qui limite fortement leur bonne santé psychologique).

Mélanger vie privée et vie professionnelle est un débat. Pour ma part, je suis pour l'absence totale des frontières. Mais ce n'est pas du goût de tout le monde.

Pour ma part, si j'avais à refaire ma vie, je pense que je choisirais un campus pour mes études (une université de sciences ou de lettres), qui laissent du temps pour construire sa vie.

Le campus est une petite société encastrée dans la grande société du pays qui est le nôtre.
Cette micro-société (le campus) fait de la privée et de la vie professionnelle la même chose, ce qui est superbe.

La Souffrance Au Travail

Je ne crois pas qu'il faille faire du travail un lieu qui devrait être nécessairement un lieu de souffrance, c'est-à-dire d'austérité, de froideur affective, et d'inhumanité.

Si nous passons la majorité de la journée dans un lieu froid, sans émotion, sans sentiment, à quoi cela pourrait bien servir ?

Si notre but est le bonheur, alors il faudrait proscrire ce type de travail. Mais quel est le pourcentage d'entre eux offrant une totale humanité et des relations non conflictuelles ?

Pourquoi Travailler ?

La réponse est simple.

Si un pays arrêtait de travailler subitement, les autres pays à côté de lui n'arrêteraient très probablement pas de travailler. Les autres pays seraient donc plus compétitifs.

Nous vivons dans un monde qui est géré par la compétitivité économique et financière.

Si nous n'étions pas compétitifs, nous ne gagnerions pas d'argent, et notre pays deviendrait très pauvre.

Du coup, la population perdrait toutes ses richesses, et deviendrait vite bien malheureuse.

Pour que l'on puisse vivre de façon relativement aisée, il faut donc être compétitif. Il faut donc travailler.

Mais pour ne pas avoir envie d'arrêter de travailler, il faudrait vivre dans une société (professionnelle et non professionnelle) permettant d'être heureux.

Le désespoir, et l'extrême difficulté d'être heureux nous mettra probablement un jour dans l'embarras le plus total.

LES MALADIES MENTALES

Je ne suis pas psychiatre. Mon but va simplement être de donner un regard purement logique à ces entités, comme vous le remarquerez.

Une Première Classification

On pourrait commencer par dire que les maladies mentales sont de deux types : les névroses, et les psychoses.

Par exemple, on peut trouver la névrose anxieuse pour ce qui est des névroses.

Pour les psychoses, on pouvait trouver auparavant la psychose maniaco-dépressive. Cette entité n'est plus considérée comme une psychose, et s'appelle principalement dans les théories modernes "trouble bipolaire".

Mais ces deux concepts (les névroses et les psychoses) appartiennent à une théorie, ou à des théories maintenant anciennes.

Il n'y a rien de mal à les utiliser.

Mais, pour ma part, j'utilise systématiquement le DSM 5, qui est la bible américaine des maladies mentales, pour la psychiatrie moderne.

De Nouveaux Concepts

Dans le DSM 5, les concepts Freudien de "névrose" et de "psychose" pourraient disparaître : chaque théorie a ses mots et concepts. Mais si on commençait à recréer de nouveaux mots et de nouvelles définitions à chaque théorie, il est vrai que la communauté utilisant ces concepts serait sans doute agacée, et il lui faudrait un dictionnaire pour utiliser ce que l'Histoire nous a laissé.

Par exemple, dans le DSM 5, le mot "schizophrénie" existe toujours, mais il est défini de façon (légèrement) différente que dans le DSM 3 ou que dans la CIM-10 par exemple, qui sont d'autres classifications.

C'est le problème avec les mots tels que "schizophrénie" : quand on utilise le même mot dans des classifications ou théories différentes, il faut avoir conscience que ce mot ne renvoie pas strictement à la même réalité.

De même, le mot "paranoïa" n'existe plus.

Le mot "psychose maniaco-dépressive" a été remplacé par une série de nouveaux concepts, bien plus puissants.

Utilité Des Concepts Nouveaux

Utiliser des mots nouveaux, emprunts d'une très grande neutralité, est presque sans connotation péjorative pour le patient, et est donc très fortement positif pour les patients eux-mêmes.

C'est aussi rendu nécessaire car des traitements nouveaux guérissent une maladie : il n'y a plus lieu de parler de "psychose (maniaco-dépressive)", ce qui serait faux en plus d'être insultants pour les patients.

En outre, de nouvelles prises en charge peuvent nécessiter d'inventer de nouveaux concepts, d'en segmenter certains, voire de remplacer un mot chargé d'une connotation péjorative par un mot neutre voire laudatif.

Je prie aux psychiatres de terrain de m'excuser. Mes lecteurs doivent comprendre que ce n'est pas de la psychiatrie ou de la médecine. C'est une réflexion théorique sur les fondements des concepts en psychiatrie. C'est très différent de l'activité d'un médecin et d'un psychiatre. Vous n'avez qu'à vous dire qu'il s'agit d'un regard philosophique sur les fondements des concepts utilisés en psychiatrie.

Le DSM-5 est rempli de concepts bien à lui. On peut l'utiliser, ou pas.

Quand quelqu'un (une personne quelconque, quelle que soit sa profession) me dit qu'une autre personne est "psychotique", je dis toujours "ah oui..." pour être poli, car je sais que je ne peux rien en faire de toute façon. "psychose" ne correspond pas toujours à une "psychose" dans le DSM 5, et ce que certains entendent par "psychose" dans le DSM 5 ne correspond pas forcément à une "psychose" Freudienne.

Sans compter la plupart, qui ne connaît réellement ni le concept de "psychose" au sens de Freud par exemple, ni les "psychoses" du DSM 5.

C'est la raison pour laquelle un psychiatre (le professionnel de la question) évalue son patient. Il ne se contente pas des conclusions non forcément fondées et souvent floues des non spécialistes.

Pour ma part, je leur donne presque toujours une description de ce que je vois : c'est physique, neutre, objectif. Les spécialistes font ensuite leur travail avec leur patient.

Dans un autre domaine, je suis médecin du travail : je ne vais pas prodiguer des conseils en matière de cardiologie à un cardiologue. Ce n'est pas lié à la déontologie, mais cela me paraît très peu pertinent. Chaque spécialiste est spécialiste de sa discipline. On ne peut pas faire mieux.

Des Théories Différentes

Il ne faut pas tout mélanger. Chaque théorie a ses mots (c'est-à-dire ses objets) qui sont clairement définis. Deux même mots ne seront pas forcément définis de la même façon dans deux théories différentes.

Ma réflexion s'est fondée essentiellement sur des bribes de connaissance de logique mathématique, où une théorie t a ses mots et ses objets (ses concepts). J'ai essayé d'appliquer ces fondements de logiques aux théories psychiatriques.

Même si cette transposition en agacera peut-être certains, elle a au moins le mérite de présenter un regard différent. C'est le rôle d'une réflexion philosophique : au lieu de ne regarder que la discipline (ce qu'un spécialiste fera mieux qu'un philosophe généraliste), le philosophe créé des ponts entre les disciplines, propose de porter des regards peut être différents. On peut accepter ou non ce nouveau regard. Après tout, vous n'êtes pas obligé d'être d'accord avec Aristote : vous préférez peut-être les idées de Platon. Cela prouverait que vous réfléchissez, donc que vous philosophez.

LA PARANOÏA ET LA NIAISERIE

Tout d'abord, je souhaite m'excuser auprès des psychiatres et psychologues. Mais quand j'écris un livre de philosophie, je considère ne pas être là pour dire ce qu'il y a dans les livres de psychiatrie que j'ai lus. Cela n'intéresserait sans doute personne.

En plus d'avoir une formation médicale, je réfléchis beaucoup, ou plutôt je me permets de réfléchir par moi-même : on appelle cela un philosophe.

Les raisonnements et idées que je vais tenir ne sont donc pas ceux des psy (je ne sais pas ce qu'ils pensent : ils font leur métier, et ils le font d'ailleurs très bien). Mais ce sont les miens.

Beaucoup de personnes pensent que le contraire de la paranoïa serait la normalité.
D'un côté, il y aurait ceux qui seraient "parano", et de l'autre, ceux qui seraient "normales", c'est-à-dire exceptes de toute pensée jugée "paranoïaque".

Essayons de voir sur un exemple la relativité de ce concept.

L'agent Gibbs N'est Pas Parano

Supposons que vous voyiez une situation que vous estimiez peu banale. Vous vous dites qu'il s'agit peut-être de tueurs en série (pourquoi pas…). Vous allez voir votre psychologue, qui qualifie votre réaction d'excessive, et votre pensée de "paranoïaque".

Supposons que la même situation arrive dans un épisode de NCSI à l'agent Gibbs (l'enquêteur du NCIS de la fameuse série américaine NCIS). En fait, dire à l'agent Gibbs qu'il est paranoïaque est très exagéré, même s'il émet l'hypothèse de tueurs en série.

En fait, votre réaction n'appartient peut-être pas à la "normalité" attendue par un psy, mais c'est la normalité dans le cadre de l'agent Gibbs.

En fait, pour être un peu humoristique, imaginons un dialogue entre l'agent Gibbs et son psy :

- J'ai vu une voiture et deux hommes. Ce sont peut-être des tueurs en série
- Mr. Gibbs, vous êtes atteint de paranoïa
- Non, je crois que c'est vous qui êtes atteint de niaiserie

En fait, l'agent Gibbs n'irait peut-être pas jusque-là : on lui a sûrement appris les idées et les interprétations que se faisaient différentes classes de la population, à propos d'une panelle de situations.

Pourquoi Parler Ici De Niaiserie ?

Car la pensée qu'il s'agirait de tueurs en série, venant de quelqu'un de "normal" est peut-être excessive. Mais affirmer qu'une telle situation est impossible est faux. Car une telle situation peut être vraie.

La normalité, que l'on associera au plus "vrai" possible, est de dire qu'il peut s'agir de tueurs en série. C'est tout à fait possible. C'est juste peu probable. Il faut donc aller plus loin pour en avoir le cœur net. Si vous mettez tous les enquêteurs sous psychotropes, ce sera sans doute très excessif, et probablement contre-productif pour la sécurité du pays.

En revanche, affirmer que ce n'est pas possible que ce soient des tueurs en série place celui qui l'affirme dans le monde des bisounours. Ceci pourrait s'appeler "niaiserie".

Donc à un pôle se trouve la paranoïa, à l'autre pôle se trouve la niaiserie, et au milieu l'objectivité quasi-scientifique, ce que l'on devrait appeler normalité.

Les Probabilités, L'allié Indispensable

Devant toute hypothèse invoquée, il est possible et même recommandé d'y associer une probabilité.

On s'apercevra que toutes les situations humainement possibles sont de probabilité non nulle. Bref, tout est possible, mais pas avec la même probabilité.

Seules les situations physiquement impossibles sont de probabilité nulle. Par exemple, si je dis que je me suis rendu hier sur la Lune, c'est physiquement possible. Mais si j'ajoute que je m'y suis rendu avec un avion, cela devient impossible. Un avion n'est pas adapté pour aller sur la Lune, car ses réacteurs nécessitent de propulser de l'air. Or, dans l'espace, il n'y a plus d'air. Cela suffit à affirmer que ce n'est pas possible, donc que la probabilité de cette hypothèse est nulle.

Les Théories Du Complot

Contrairement à ce que beaucoup de "spécialistes" non formés à la logique pensent, une théorie du complot n'est pas une théorie impossible. C'est une théorie qui est très peu probable étant données les informations (vraies ou fausses) que l'on a sur elle.

Mais une théorie du complot peut se révéler exacte.

Utilisation Possible De L'univers "Psy"

L'univers "psy", non forcément composé d'enquêteurs, pourraient être utilisés (malgré leur honnêteté et leur toute bonne foi), pour neutraliser un groupe gênant.

Pour cela, en théorie, rien de plus simple. Il suffit que la réalité (non connue) soit invraisemblable (par rapport aux situations normalement rencontrées). Ceux qui s'approcheraient de trop près de cette réalité seraient tout naturellement "neutralisés", car ils auraient des pensées jugées très probablement fausses.

On ne sait jamais ce qui se passe dans les coulisses d'une situation, même dans des situations banales : par exemple, une personne de son entourage pourrait très bien mentir pour arriver à ses fins, tout en disant qu'elle dit la vérité. Ce n'est pas exclu. Mais là intervient la confiance.

Situations Pouvant Être Jugées Comme Étant Moins Courantes

Les extraterrestres sont-ils présents dans le système solaire ? C'est peu probable. Mais pas impossible. A moins bien sûr que vous n'arriviez à prouver le contraire. Si votre preuve est exacte, alors vous aurez raison. Sinon, rien n'exclue la possibilité qu'ils puissent être dans le système solaire.

Les extraterrestres sont-ils déjà venus sur Terre ? Pourquoi pas. Soit c'est vrai. Soit c'est faux. Tant que personne n'a démontré que c'est vrai ou que c'est faux, on ne le sait pas. Si aucune preuve n'est possible, on ne le saura jamais. Il faut simplement l'accepter.

Vous pouvez multiplier les situations, vraisemblables ou sortant un peu de l'ordinaire. Tant qu'elles n'ont pas été démontrées formellement comme étant fausses, elles pourraient être vraies, quoique très peu probables pour certaines d'entre elles.

Éloge Des Sensations Et Des Émotions

Ceux qui se laisseraient piéger par des idées improbables sont probablement des personnes à la logique défaillante, et dont le raisonnement scientifique ne serait pas empreint d'objectivité.

Il y a une façon superbe de n'être confronté à aucun problème. Un problème n'existe que parce qu'il y a des mots, et donc des raisonnements. Autrement dit, nous inventons tous nos problèmes en alignant des mots qui ne reflètent peut-être pas la réalité et l'idée que l'on devrait s'en faire.

Sans mot, aucun problème, aucune hypothèse, aucun raisonnement. Donc aucun raisonnement défaillant.

Ce qui nous amène à la seule chose qui a une existence réelle : les sensations physiques lors d'expériences agréables, et les émotions.

Ce qui tombe bien : le bonheur n'est qu'une sensation (physique) de bien-être. Il est sans mot, sans idée, sans concept.

Réfléchir ne sert à rien. Ressentir des sensations agréables rend heureux.

LA NORMALITÉ SACHANT QUE C'EST MOI

Le concept de normalité est central en médecine, pour des raisons pratiques. Vous l'utiliseriez sûrement très mal, contrairement à votre médecin. Mais vous pouvez suivre ma réflexion théorique, sans connaissance initiale.

La Littérature, Le Point De Départ

Le point de départ devrait être d'avoir vécu, ou bien d'avoir lu des descriptions de personnages littéraires dans les romans littéraires.

Mais quand on fait une activité prenante, difficile de vivre une vie épanouie, riche.

Il reste la littérature, pour voir ce qu'il est possible de vivre, ce que les autres ont déjà vécu. La littérature permet de voir différents styles de vie, différentes personnalités, différentes vies, et invitent donc à la bienveillance et peut-être à une certaine humilité vis-à-vis des pratiques et vies différentes que celles que l'on a l'habitude de juger comme relevant de l'évidence.

La Psychologie

Pour dire les choses de façon schématique, la psychologie est le fait de rendre scientifique (donc théoriser) notre vie humaine et sociale, donc les descriptions littéraires dont je viens de parler.

On pourrait dire, abusivement, qu'il s'agit de la littérature scientifique.

En tout cas, elle permet de savoir ce qui se fait, ce que l'on peut voir, et invite à une compréhension et une absence de jugement, ce qui permet d'aborder des vies de personnes réelles, en étant bienveillants.

Le Dsm

Le DSM a une très grande valeur et une très grande utilité. Mais il faut avoir conscience qu'à l'intérieur, il n'y a que des Troubles, ce qui correspond plus ou moins à des "problèmes invalidants".

Mais un portrait d'une personne ne correspond pas à un Trouble la plupart du temps.

Cependant, pour quelqu'un qui n'est pas spécialiste, utiliser le DSM est dangereux, car certains auraient tendance à ne considérer que le DSM, donc que les Troubles qui y sont définis.

Quelqu'un de non spécialiste qui aurait fait beaucoup de littérature, ou bien une personne ayant vécu seraient bien moins dangereux.

Mais par "vécu", il faut faire attention. Pour avec vécu et avoir un recul nécessaire, il faudrait peut-être avoir 50 ans, et avoir eu le temps de vivre. Un jeune garçon ou une jeune fille de 19 ans ne pourront sans doute pas avoir eu la même vie. Même si leur QI est élevé.

Certains professionnels, qui ont tendance à idéaliser le QI, disent qu'un élève ayant un QI élevé est un élève intelligent. Quelle erreur ! Le QI est un potentiel. Ceux qui ont un grand potentiel sont chanceux. Mais encore faut-il avoir une formation adéquate pour l'exploiter. Ceux qui ont un potentiel auront des facilités. Mais sans formation solide, et sans s'être habitué à réfléchir intensément, le QI se trouvera inexploité et sans intérêt.

Mieux vaut avoir un QI de 100 et être humain, avoir du recul sur sa vie et sur celle des autres, et avoir une solide formation, plutôt qu'un QI de 200 et n'avoir aucune formation humaine. Comme je l'ai dit dans mon premier et mon deuxième livre, le QI n'est pas synonyme d'"intelligence", qui n'est qu'un mot, comme tous les autres mots. Si ceux qui ont un QI élevé réussissent mieux une vie professionnelle telle qu'elle est conçue actuellement, je comprends qu'ils puissent se croire "plus intelligents" et donc associer "intelligence" et QI. Mais rappelons que toute définition n'est qu'arbitraire. Vous avez les vôtres (celles que vous choisissez), et j'ai les miennes.

Inventons maintenant un concept à partir d'un concept mathématique : les probabilités conditionnelles.

Les Probabilités Conditionnelles

Revenons un moment sur le concept de probabilité conditionnelle. Donner une probabilité est toujours quelque chose de subjectif.

Par exemple, concernant la survenue d'une tempête simplement en regardant le ciel et en connaissant la saison, les avis différeront suivant la personne que vous interrogerez. Certains considèreraient ce phénomène de très probable, d'autres d'assez probable. Certains seront sûrs que la tempête surviendra. D'autres ne sauront pas vraiment et considéreront un tel phénomène de possible.

En fait, l'idée que l'on se fait des chances de survenue d'un évènement dépend des informations utiles que l'on a concernant cet évènement.

Connaître une, deux, ou un nombre plus élevé d'informations utiles modifie la probabilité que l'on donne, concernant la survenue de l'évènement considéré.

C'est ce que l'on appelle la probabilité conditionnelle.

Formalisons dans un premier temps : $p(A/B)$ est la probabilité de l'évènement A (par exemple s'il y aura une tempête dans quelques jours) sachant l'ensemble B de toutes les informations que j'aies concernant les éléments qui pourraient influencer la probabilité que j'attribue à la survenu de l'évènement A.

Appliquons une dernière fois ce concept. Si je vois qu'il y a de plus en plus de pluie et de vent depuis 3 jours, je vais dire que p (il y a une tempête) = 60 %. Si vous me montrez une photo satellite où je vois un phénomène qui répond à la définition d'une tempête, alors je vais dire que p (il y a une tempête) = 100 %.

La Normalité

La normalité est toujours définie en terme statistique.

Prenons le taux de sucre dans le sang (appelée glycémie).

Si on dose cette glycémie chez un nombre très important de personnes (disons 100000 personnes), on va naturellement observer une très belle courbe (une courbe de Gauss), où le centre de la courbe correspondra à la majorité de la glycémie des personnes. Quand on ira vers la droite de cette courbe (où la glycémie est de plus en plus grande), ou bien quand on ira vers la gauche de cette courbe (où la glycémie est de plus en plus petite), il se trouve qu'il y aura de moins en moins de personnes dans ces deux cas (avec une glycémie très élevée, ou avec une glycémie très faible).

Par définition, la normalité de la glycémie correspondra à l'ensemble des valeurs de la glycémie des 90 % (ou 95 %, cela dépend des définitions) des personnes qui sont regroupées au centre de la courbe.

En voici une illustration, à partir d'une courbe de Gauss que j'ai créé grâce au langage informatique Python. J'ai utilisé une licence personnelle (payante) du logiciel Pycharm de JetBrains.

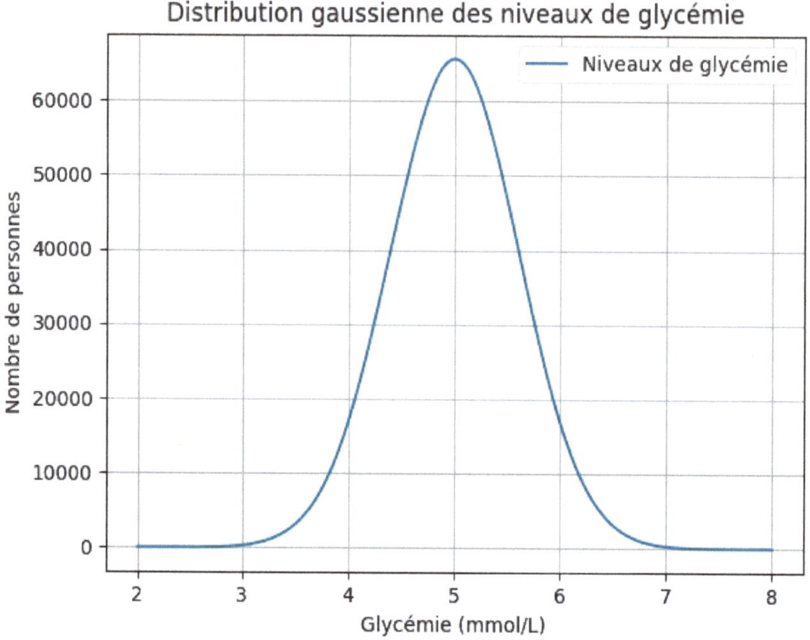

Le nombre de personne total est de 100000. Une glycémie à 5 mmol/L est la moyenne. La normalité, comme vous le voyez très bien sur votre prise de sang si vous en avez déjà eu, est entre 4 et 6 mmol/L.

Bien sûr, il n'y a que votre médecin qui peut décider de doser ce paramètre, tout simplement car il jugera que c'est pertinent.

Normalité Versus Richesse D'un Individu

Prenons un caractère particulier. Par exemple la timidité. Bien sûr, on pourra chiffrer cette timidité, d'une façon ou d'une autre.

Si on chiffre la timidité, on pourra dire qu'un individu est dans la normalité ou n'est pas dans la normalité.

Mais il y a plus puissant pour aller vers l'acceptation du caractère de l'autre, donc vers la bienveillance et la tempérance.

C'est de dire que : La probabilité qu'un individu soit timide, sachant qu'il est timide, est égale à un.

Plus généralement, $p(x/x) = 1$ (c'est-à-dire 100 %), quel que soit l'objet x.

En appliquant cette formule, si on compare un individu à d'autres, la normalité peut être définie, car cet individu appartiendra ou n'appartiendra pas aux 90 % qui sont au centre de la courbe de Gauss.

Mais si on voit l'individu comme quelqu'un d'unique, ce concept de normalité n'a plus de sens puisque les probabilités conditionnelles de chacun de ses caractères seront de toute façon égales à 100 %.
Dans ce cas, l'individu est comparé à lui-même : $p(x/x)$.

Bref, un individu est comme il est.

Les différences qui existent entre nous doivent être vues comme des sources de richesse et de diversité, et non pas comme des choses qui sont normales ou anormales, car ces deux termes sont maintenant souvent connotés de façon péjorative étant donné qu'ils sont reliés aux pathologies.

LES PARAPHILIES

Je vais développer une classification que j'ai construite. Je prie aux spécialistes de la question (les psychiatres et les psychologues) d'excuser mes quelques lacunes sur la question.

Les paraphilies sont un ensemble de troubles appartenant au DSM 5, qui est l'un des ouvrages les plus utilisés aux Etats-Unis, par les professionnels de la santé mentale.

Intéressons-nous à seulement l'une d'entres elles : le sadomasochisme.

Définition De La Domination, De La Soumission, Du Sadisme, Du Masochisme

Nous allons développer une théorie pour séparer des concepts : les concepts de sadisme et de domination d'un côté, et les concepts de masochisme et de soumission de l'autre.

Un mot n'a pas de sens en lui-même. Une personne peut donner une définition explicite d'un mot, car il le définit de façon formelle et explicite. Il peut aussi en avoir une définition implicite. Dans le cas d'une définition implicite, cette personne utilise un mot, mais a du mal ou ne peut pas en donner une définition explicite claire.

C'est le cas pour le sadisme, le masochisme, la domination, et la soumission. Ces mots sont employés sans vraiment connaître leur définitions implicites.

En outre, deux personnes peuvent utiliser le même mot, mais chacune d'entres elles peut en avoir une définition implicite différente.

Les concepts de sadisme et de domination se chevauchent parfois. C'est la même chose pour les concepts de masochisme et de soumission.

Essayons donc de définir clairement ces quatre concepts. Mon but sera de donner une définition telle que ces quatre concepts soient disjoints. C'est à dire que la domination soit différente du sadisme. Dans ce cas, « domination » implique qu'il n'y a pas « sadisme », et que « sadisme » implique qu'il n'y a pas « domination ». De même, « soumission » implique qu'il n'y a pas « masochisme », et « masochisme » implique qu'il n'y a pas « soumission ».

Importance De Cette Définition

Cette distinction est importante, car dans certains pays, la manifestation volontaire du « sadisme » et du « masochisme » est proscrit par la loi.

Dans « sadisme », il y a le désir ou la volonté de faire mal. On est donc du côté de la souffrance et du désespoir. Or, le but qu'on attribue à la vie peut être celui d'être heureux, ce qui proscrit le sadisme.

Dans « masochisme », il y a le désir ou la volonté de souffrir. On est donc également du côté de la souffrance et du désespoir.

Alors que dans « soumission », il y a la notion de vouloir appartenir à l'autre, de vouloir être retenu, emprisonné, au point de ne pas vouloir partir. Même s'il y a le désir d'être partiellement « contrôlé », c'est recherché et voulu. Il n'y a jamais de souffrance, contrairement au masochisme. On est donc du côté du bonheur.

De même, dans « domination », il y a la notion d'avoir l'emprise sur une personne, si cette personne recherche cet état. Il n'y a jamais le désir ou la volonté de faire mal ou de faire souffrir, contrairement au sadisme. On est donc du côté du bonheur.

Or, le bonheur est la négation du désespoir. On ne peut pas être heureux et malheureux en même temps. Soit on est heureux, soit on est malheureux.

Donc, le « masochisme » ne peut pas exister s'il y a « soumission ». De même, le « sadisme » ne peut pas exister s'il y a « domination ».

Ces quatre concepts sont donc disjoints : on peut appartenir à l'une de ces quatre catégories. Mais si l'on appartient à l'une de ces catégories, on ne peut pas appartenir aux trois autres.

Rose, Couleur Du Bonheur ; Noir, Couleur Du Désespoir.

Nous appellerons « domina » une femme qui se place dans l'une de ces catégories : « sadisme » ou « domination ».

Cependant, nous ferons la différence à l'ensemble dans lequel on se trouve.

Appelons « domina rose » une femme qui se place dans la catégorie « domination ».

Appelons « domina noire » une femme qui se place dans la catégorie « sadisme ».

De façon symétrique, nous appellerons « domino » un homme qui se place dans l'une de ces catégories.

Nous appellerons « domino rose » un homme qui se place dans la catégorie « domination ».
Nous appellerons « domino noir » un homme qui se place dans la catégorie « sadisme ».

Droit Et Médecine

En France, une manifestation volontaire d'un « sadisme » ou d'un « masochisme » est interdite par la loi.

Mais « sadisme » et « masochisme » sont deux troubles appartenant au DSM 5.

Dans certains pays, ces deux troubles sont pris en charge et les patients qui en sont victimes peuvent bénéficier d'un traitement.

Je pense qu'une prise en charge de ces deux troubles par les professionnels de la santé mentale serait intéressante.

Pour cause, « masochisme » et « sadisme » sont du côté du désespoir.

Or, la définition de la santé de l'OMS est un complet état de bien-être physique, psychologique, et sociale : c'est la définition du bonheur.

Le bonheur doit être recherché. Sa négation, le désespoir, doit donc être rejeté.

PSYCHOLOGIE

LES RÉVOLUTIONS SEXUELLES

Je prie aux historiens d'excuser mon manque de connaissance poussée en Histoire, mais je rappelle que mon unique but est de proposer des perspectives de réflexions nouvelles, quitte à être très schématique pour ce qui est des disciplines très spécialisées tel que l'Histoire.

Nous ne savons peut-être pas exactement quelles étaient les mœurs sexuelles de façon détaillée depuis l'existence des humains. En tout cas, je ne les connais pas.

Ce que je sais, en revanche, c'est que durant l'Antiquité, à Rome, certains lieux comme le lupanar tendrait à faire penser qu'il y avait une certaine liberté sexuelle, de la part de certains.

Cependant, peu de temps après, aux environs du Moyen-Âge, un tissu socio-culturel peut-être différent, et peut-être légèrement plus castrateur, a peut-être induit l'émergence de tabous, et de complexes inconscients puissants.

La Première Révolution Sexuelle

Sigmund Freud est connu pour son énorme travail à propos de l'inconscient. Mais je le vois surtout comme une personne ayant mis au goût du jour des sujets liés au sexe.

On ne sait pas si les théorie Freudienne sont le reflet de la réalité biologique cérébrale. Mais bien plus que la réalité, avoir relié un nombre considérable de problèmes à des troubles sexuels a eu des conséquences spectaculaires.

Le concept de tabous a fait une apparition remarquable. Il y a eu lieu une prise de conscience de l'existence des tabous, des normes socio-culturelles castratrices, de l'héritage d'un passé individuel et commun ayant des conséquences fâcheuses sur la libido.

Freud a donc été l'initiateur de la première révolution sexuelle, indispensable à l'émergence d'une banalisation du sexe, indispensable à une vie épanouie.

La Deuxième Révolution Sexuelle

Je me promenais sur internet, quand je suis tombé sur un concept inventé par l'une de nos contemporaines, docteure en psychologie et sexologue, Alexandra Hublin : la sexologie positive.

Je prie à la créatrice de ce concept de bien vouloir m'excuser si je ne l'explique peut-être pas correctement, mais je vais tâcher d'en donner une définition très synthétique.

Ce concept propose une approche totalement décomplexée et décontractée de la sexologie et de la sexualité, invitant à en faire un allié pour mener une vie épanouie.

L'important pour moi, c'est que ce concept permet une banalisation, et une normalisation encore plus importante du sexe et plus généralement de la sensualité.

Le sexe devient donc un sujet comme un autre, ce qui brise totalement les tabous liés à la sexualité.

Il devient donc aussi facile de parler de la sensualité que du temps qu'il fera demain.

La Troisième Révolution Sexuelle

Hélas, en 2024, même si le sexe est en passe d'être banalisé et normalisé, cela pourrait aller encore plus loin, et plus vite.

Les mots, le langage, la façon de s'habiller, et tout le tissu social en général est générateur de fâcheuses déconvenues, que l'on pourrait appeler complexes d'origine sociale.

Par exemple, rencontrer une personne peut se transformer en véritable enfer si l'apparence, le discours, les idées, paraissent peu compatibles.

Alors que la seule chose qui compte sont les émotions et les sensations.

Il semble donc tout à fait possible d'entrer en connexion de façon quasi-immédiate, sans faire appel à tout l'artifice du discours et de l'apparence.

Et si deux personnes pouvaient se rencontrer, entrer en connexion émotionnelle, et faire l'amour presque aussitôt ?

Il s'agit de la troisième révolution sexuelle, au sens où je l'entends.

Cette révolution sexuelle est la conséquence de la disparition de tout le tissu social, donc tout l'artifice social, ce qui permet une connexion émotionnelle immédiate, et une sensualité elle aussi immédiate, rendue normale grâce à la deuxième révolution sexuelle.

La Quatrième Révolution Sexuelle

Une fois que toutes les barrières auront disparus, et que la connexion émotionnelle sera établie, et que les deux individus auront commencé à faire l'amour, il faudra ensuite qu'ils ne pensent à rien et ne soient dérangés par rien. Ils vivront alors pleinement leur sensations (communes) dans l'instant présent. Par analogie avec la méditation pleine conscience, on pourrait appeler cela le sexe pleine conscience, concept qui est officiellement appelé le slow sex.

La combinaison de ces quatre révolutions sexuelles permettrait de vivre instantanément des émotions et des sensations d'une puissance phénoménale, à tout instant.

Quelle sera la cinquième révolution sexuelle ?

LA PSYCHOLOGIE

Au début, j'en avais une piètre idée. J'imaginais que la psychologie n'était pas efficace. Quelle erreur !

Je vais vous montrer en quoi la psychologie est d'une efficacité redoutable.

Utilité Des Médicaments

En cas de troubles, par exemple une dépression et un burn-out, on peut prendre des médicaments, par exemple des antidépresseurs.

Ce genre de médicaments améliore presque immédiatement le bien-être, ce qui est extraordinaire. Mais ce n'est peut-être pas suffisamment.

Contrairement à une prescription de médicaments, pouvant être courte dans le temps, un travail en psychologie peut durer 2, 3, 4 ans, voire plus.

Mais à quoi cela peut bien servir de consulter si longtemps ?

Utilité De La Psychologie

Avec une spécialiste de la psychologie, qui découvrira très finement la personne, le patient pourra changer très progressivement.

Changer en une semaine n'est pas possible.

Cependant, changer progressivement ses habitudes, opérer de lentes transformations pour se découvrir ou pour se redécouvrir, permet d'évoluer lentement mais sûrement. Il faut parfois essayer, puis refuser car cela ne plaît pas au patient, qui essayera autre chose, et ainsi de suite.

Cette construction ou reconstruction selon ses propres valeurs et objectifs permet d'être beaucoup plus confiant, plus serein, plus fort.

Car, en osant faire des activités que l'on aime réellement, on pourra être confronté à une réalité plaisante, mais qui endurcie de façon douce et agréable.

Et une fois une personnalité retrouvée, une confiance retrouvée, il sera plus facile de faire face à toute situation, et la probabilité de troubles comme des dépressions se trouvera probablement minime.

En somme, un travail en psychologie permet de se remettre à vivre, grâce à un professionnel connaissant la vie et ses richesses, de façon réelle et théorisée.

Mais il ne faut pas bouder les médicaments pour autant.

Alliance De La Psychiatrie Et De La Psychologie

Même si tout trouble doit nécessiter des transformations profondes de la personne et de sa vie, grâce à la psychologie, le début d'un travail psychologique est très douloureux si le patient ne prend pas de médicaments lui apportant un mieux-être.

Donc, au début d'une souffrance marquée, un diagnostic médical et un traitement médicamenteux visant un mieux-être est indispensable.

Mais un suivi psychologique devrait commencer dès le début du traitement médical pour commencer très progressivement à comprendre le fonctionnement de la personne et à opérer des transformations très lentes, mais qui dureront éternellement.

Le traitement médical pourra être arrêté quand le mal-être du patient aura commencé à être suffisamment contrôlé par la transformation profonde et durable liée au travail psychologique.

PHILOSOPHIE

LA RÉUSSITE SCOLAIRE ET EXTRASCOLAIRE

Je souhaite m'excuser auprès des professeurs du secondaire, d'une part, et aussi des pédopsychiatres, d'autre part, qui sont les spécialistes de leurs activités respectives.

Mais comme d'habitude, l'atout d'un philosophe est qu'il en connaît peut-être beaucoup moins que tout le monde. Mais il n'a pas une vision ne se restreignant qu'à sa discipline. La philosophie consiste à réfléchir. Il n'y a pas vraiment de « discipline philosophique ». Mais toutes les autres disciplines peuvent être matière à réflexion du philosophe. Un philosophe peut essayer de voir comment fonctionne la globalité d'une vie, même si c'est parcellaire et schématique. Cela n'est pas dénué de sens, et peut apporter certaines idées.

Contrairement à ce que l'on pourrait penser, avoir 18/20 de moyenne au collège ou au lycée n'est pas prédictif d'une réussite professionnelle, et encore moins d'une réussite plus générale, qui consiste à réussir sa vie.

Si je devais donner un conseil à un collégien, ou à une collégienne, je lui dirais que pour réussir au mieux, il faudrait avoir une vie très équilibrée.

Une Vie Équilibrée

Pour faire une analogie, dans le monde des adultes, si vous me permettez cette expression, nous pouvons séparer notre vie en : vie professionnelle, et vie extra-professionnelle, c'est-à-dire tout le reste. Cette vie extra-professionnelle, la plus riche et la plus constructrice, se compose de la vie sociale, de la vie intime, de la vie sentimentale. Certains ne mettent d'ailleurs pas de frontière entre les deux vies. C'est mon cas.

Selon moi, un enfant et un adolescent devrait pouvoir se comporter comme un adulte, puisque ce sont de jeunes adultes.

Mais dans leur cas, on ne parlera pas de vie professionnelle et de vie extraprofessionnelle, mais de vie scolaire, et de vie extrascolaire.

Pour ce qui est de la vie scolaire, et plus précisément des résultats scolaires, un petit 13 est peut-être suffisant à mon sens.

Ce qu'il faut faire est réfléchir, commencer à réfléchir, mais sans y consacrer tout son temps. Car sinon, certains aspects de la vie scolaire et de la vie extrascolaire risquent de passer aux oubliettes.

L'exemple Des Mathématiques

Malheureusement, certains lycéens sont satisfaits de réussir à résoudre des équations du second degré. Ils ont une vision très fausse des mathématiques, qu'ils voient comme l'application de quelques recettes de cuisine.

C'est sûr, certains n'ont pas de parents mathématiciens ou ingénieurs. Si l'on n'apprend pas à être logique très tôt, il y aura peu de chance qu'une classe préparatoire soit un succès. Rappelons que la logique rudimentaire permet de structurer sa pensée en propositions simples. Cette structure permettra de raisonner, en mathématiques, mais aussi en physique, en biologie, et en fait partout où l'on réfléchit, c'est à dire partout.

Cela me rappelle une anecdote. En classe de terminal, en cours de mathématique de spécialité, mon professeur nous a fait un cours sur la résolution de jeux de logiques simples, comme ceux qu'il y a dans les livres que l'on peut acheter dans le commerce. Je crois que maintenant, le sudoku est un jeu moderne qui permettrait le même type de raisonnements simples : faire des hypothèses et voir ce que cela donne (si elles étaient vraies), envisager chacune des possibilités, procéder par élimination, ... ce qui se formalise après, mais c'est mieux d'avoir appris à structurer sa pensée jeune. Ce professeur de mathématiques avait totalement raison. Il faut parfois savoir faire de petites entorses au programme officiel pour faire du bon travail.

La Réflexion Littéraire

Un petit 13, sans fournir un travail démesuré, prouve que l'on est capable d'étudier des documents, de résoudre des problèmes, et de commencer à disserter, ce qui est essentiel pour la suite, quelle que soit la discipline.

En fait, quand on réfléchit, on n'étale pas ses connaissances. Avoir beaucoup de connaissances est difficile. En avoir peu et pouvoir les remettre en question est plus facile, et surtout bien plus productif pour l'avenir.

La discipline reine au lycée est peut-être la littérature. Les livres que lisent les lycéens sont les livres originales, n'ayant pas subi de simplification. La raison en est simple : ils sont tous écrits dans un

Français magnifique et compréhensible.

Les réflexions et les dissertations qui en découlent permettent donc de commencer à réfléchir réellement, exactement comme le fait un philosophe professionnel.

Commencer À Se Comporter Comme Un Adulte

Dans sa vie extrascolaire, je pense qu'un adolescent devrait essayer de se comporter comme un adulte c'est-à-dire avoir une vie sociale riche, avoir une petite amie, avec tout le développement harmonieux qu'une telle vie implique.

Du côté extrascolaire, il y a aussi le sport. Le sport a le mérite d'apporter l'équilibre nécessaire, en plus de permettre au futur adulte d'apprendre à pratiquer des activités qui augmenteront nettement sa probabilité de vivre vieux et en bonne santé.

Mais le sport ne doit peut-être pas être fait en excès. Bien sûr, il y a toujours des exceptions, c'est à dire des personnes qui n'auront fait presque que du sport et qui pourront soit être des champions et en faire leur métier, soit avoir une formation professionnelle excellente et une vie épanouie.

Au risque de me tromper, j'aurais tendance à dire qu'une réussite (professionnelle et extraprofessionnelle) importante est corrélée (avec une forte probabilité) avec un développement harmonieux (durant l'enfance, l'adolescence, l'âge adulte, en fait tout au long d'une vie).

Le Sport, Un Allié Indispensable

Je refais une petite parenthèse sur le sport. Enfant, il a de nombreuses vertus. Il permet d'avoir (ou de renforcer) sa vie sociale quand on appartient à un club de sport. En outre, face à l'école, le sport permet de décompresser. Pour être peut-être plus neurobiologique, le sport permet la libération de substances dans le cerveau apportant anxiolyse, calme, relaxation, et bien-être.

Concernant le bien-être, le sport est très avantageux. Contrairement au sexe, un enfant peut faire du sport, et donc avoir tous les bienfaits du sport.

Contrairement aux drogues, qui endommagent gravement le cerveau, le sport ne l'endommage pas, permet de se sentir mieux, et permet même un développement harmonieux du cerveau.

Alors, en plus de l'école, privilégions les clubs de sport pour un développement social et plus généralement un développement sain de l'enfant et l'adolescent.

EXPANSIONNISME ET ISOLATIONNISME

Tout d'abord, je vais donner quelques définitions très simples de ces deux termes.

L'isolationnisme

L'isolationnisme d'un Pays est le fait de moins s'impliquer dans les affaires des autres Pays.

Définissons différents types d'isolationnisme. Un isolationnisme économique est le fait de ne plus injecter de l'argent en faveur ou en défaveur d'un autre Pays.
Un isolationnisme politique est le fait d'avoir volontairement moins d'influence sur le monde, en tout cas de chercher à moins en avoir.

Chers lecteurs, vous pourrez peut-être inventer d'autres types d'isolationnisme.

L'isolationnisme économique permet à la population du Pays d'avoir plus d'argent, et de vivre donc plus confortablement.
En outre, avec une population éduquée, donc civilisée et raffinée,

un isolationnisme économique améliore les chances de la population d'être heureuse, d'éprouver du plaisir.

L'isolationnisme permet par définition de limiter les guerres. Si tous les Pays étaient isolationnistes, tout le monde resterait chez soi, et il n'y aurait pas de guerre.

L'isolationnisme est donc la voix de la sagesse.

Et que deviendrait un Pays qui dépendrait partiellement de l'injection de fonds de la part de Pays ne pratiquant pas l'isolationnisme économique ?

Si la population d'un tel Pays était éduquée et civilisée, on devrait observer une auto-organisation d'une population, déjà suffisamment raffinée pour penser aux plaisirs hédonistes, et qui tenterait de construire une société la plus heureuse possible, avec les moyens dont ils disposeraient.

L'expansionnisme

Venons-en maintenant au contraire de l'isolationnisme. On l'appelle l'expansionnisme.

Par définition, l'expansionnisme d'un Pays est le fait que ce Pays cherche à exercer une influence au-delà de ses frontières.

On pourrait définir le degré d'expansionnisme E d'un Pays. E = - 100 correspondrait à un isolationnisme total. E = + 100 correspondrait à un expansionnisme total.

L'expansionnisme peut être de nature politique, si un pays cherche à exercer une influence politique sur les autres pays. Il peut être de nature militaire, si un pays en attaque un autre. L'expansionnisme peut être de nature économique, si un pays donne volontairement de l'argent à un autre pays.

L'expansionnisme peut amener à des guerres, donc à un profond désespoir.

Cas Particulier De L'ingérence

L'ingérence peut être vu comme un cas particulier d'un expansionnisme de type militaire.

Pour ma part, je ne suis pas contre l'ingérence quand c'est pour faire le bien, ou empêcher que ne soit fait le mal.

Si l'ingérence est faite pour empêcher la souffrance (c'est le contraire du bonheur), je considère qu'il serait dommage de s'en priver systématiquement sous prétexte de respecter le principe d'ingérence. Mais chaque pays décidera bien sûr en fonction de nombreux paramètres, dont la réponse militaire possible du pays qui aurait provoqué un profond désespoir chez lui ou chez les autres. Cette réponse militaire pourrait en effet être dévastatrice.

Si je vous demande si je dois respecter le principe d'ingérence, car c'est un principe, je vous demanderais naturellement : au nom de quel principe faudrait-il respecter tous les principes ? Au nom du principe selon lequel il faudrait respecter tous les principes ?

Il y a quelque chose qui dépasse toute forme de principe, de morale, d'éthique, ou de droit : le bien.

Faire le bien, c'est répandre le bonheur. Le bien devrait être synonyme d'humanité.

L'humanité, faire du bien aux autres, éviter toute forme de souffrance ou de désespoir doivent être premiers.

LE SAGE ET LE PHILOSOPHE

Lorsque je lis un extrait d'un auteur, un vrai philosophe, c'est-à-dire un maître, j'ai l'impression de lire la quintessence d'une réflexion.

Je vais me risquer à dresser le parcours hypothétique d'un maître.

Au début, l'apprenti-philosophe (le lycéen) réfléchit une fois avec difficulté.

Puis il enchaîne les réflexions : deux, puis dix, puis cent, et plus.

De plus en plus, on voit dans ce qu'il écrit se dessiner la réalité.

La réalité n'est plus cachée par les mots, ou par une réflexion trop structurée.

Quand on lit un maître de la philosophie, c'est comme si on observait la réalité. On ne peut que se dire : c'est vrai, c'est ça.

On pourrait dire qu'un sage dit la réalité.

Quand quelqu'un s'énerve en lisant un maître, c'est peut-être parce qu'il a du mal à accepter une réalité, douloureuse à voir. Une illusion ou un mensonge est plus facile à accepter.

Mais au moins, quand on voit la réalité telle qu'elle est, c'est qu'on la voit. Les mécanismes de défense inconscients sont déjà bien moins présents, ce qui est une bonne chose.

Le Sage Et Le Philosophe

Pour un sage, il peut même ne plus y avoir de réflexion (qui permet normalement d'aboutir à la connaissance de la réalité).
Il y a la réalité. On la voit, on l'observe grâce à la description qu'en fait le sage.

La philosophie est donc synonyme de réflexion pour quelqu'un qui n'est pas un maître de la philosophie.
Mais pour un sage, philosophie rime avec perception de la réalité.

Quelqu'un qui philosophe et qui n'est pas un maître essaie d'accéder à la réalité en réfléchissant grâce à la logique.

Un sage a directement accès à la réalité.

Analogie Entre La Philosophie Et La Physique

On pourrait faire une analogie entre la philosophie et la physique.

Le physicien nous montre la réalité physique, telle qu'elle est.

Le philosophe nous montre la réalité humaine, telle qu'elle est.

Mais le physicien nous montre la réalité en utilisant des instruments physiques : un microscope, une loupe, un télescope, un satellite.

Alors que le philosophe nous montre la réalité humaine en utilisant toute l'expérience qu'il a acquise, en ayant réfléchi des centaines de milliers de fois.

LES VALEURS DE LA RELIGION CHRÉTIENNE

Certains critiquent la bible, disant par exemple que si l'on privilégie la bible, les autres religions risquent d'être délaissées.

Je conçois tout à fait cette position adoptée par beaucoup.

Cependant, je voudrais tout de même dresser quelques avantages d'une formation (partielle) fondée sur les valeurs du christianisme.

Je prie donc aux membres des autres religions de m'excuser si je n'utilise que la bible. Mais je ne connais qu'elle, du fait de mon appartenance au monde occidental, et mon appartenance culturelle aux pays anglo-saxons.

Valeurs De Bien Et De Mal

Les valeurs de la religion chrétienne sont simples : il y a le bien d'un côté, et le mal de l'autre.

Ces valeurs sont très simples, mais suffisantes, et surtout d'une puissance phénoménale. Examinons pourquoi.

Le bien est associé à ce qui est bon, gentil, accueillant. En faisant le bien, on aide son prochain. On est donc humain. Cette humanité induit un sourire et du bonheur chez celui qui est aidé.

L'adage "ne fais pas aux autres ce que tu n'aimerais pas que les autres te fassent à toi-même" est puissant. On recherche le bonheur, et pas la souffrance. Si on respecte ce principe, on ne va pas provoquer intentionnellement de la souffrance chez celui qui est en face de soi. La personne en face de soi sera donc heureux, ce qu'elle souhaite précisément.

Le Bien est donc du côté du beau, de l'apaisement, du bonheur, et de la Justice emprunte d'objectivité et de neutralité.

A l'opposé, le Mal est du côté de la méchanceté, de l'absence de moralité, de l'absence de vertu, et donc du côté du désespoir.

Différence Entre La Morale Et La Vertu

La morale est ce qu'on respecte artificiellement. On respecte la morale, car on se fait un devoir de la respecter.

Le respect d'une belle morale doit engendrer le bien, donc le bonheur.

Par exemple, en médecine, je respecte l'éthique, qui est une morale collective, c'est à dire une morale commune à tous les médecins. La raison en est simple : elle a été fabriquée pour que les patients soient les plus heureux possible. La respecter diminue fortement le mal-être des patients, ce qui est précisément ce que l'on cherche.

La vertu est encore plus puissante. Les vertus sont des atouts que l'on possède, et qui permettent de diffuser du bonheur. Par exemple, la gentillesse, la tolérance, l'humanité sont des vertus.

Être vertueux engendre du bonheur. Au retour, on risque très probablement d'éprouver du bonheur, qui aura été diffusé par la personne que l'on aura rendu heureuse.

La morale et la vertu devraient donc avoir les mêmes conséquences : diffuser le bonheur.

Mais la morale est artificielle : il est dur de la respecter tout le temps, à moins d'adopter des postures totalement inauthentiques.

Alors que la vertu est naturelle : on est tout simplement vertueux, sans même chercher à l'être.

Rôle De L'éducation Chrétienne

Petits, les principes simples de bien et de mal, et les valeurs véhiculées obligent les enfants à devenir moraux.

Cette moralité, très artificielle au départ risque de devenir naturelle, et de faire des adultes vertueux.

Bien sûr, il y a d'autres types de valeurs et d'éducations. Je n'ai fait que présenter celle que je connais la mieux.

LA CONFIANCE

Ce chapitre sera très court.

Essayons d'examiner ce qu'est la confiance.

Pour cela, faisons une expérience de pensée, et imaginons de toute pièce deux situations.

Expérience De Pensée

Tout d'abord, vous rencontrez une superbe fille. Vous avez naturellement confiance en elle. Mais au bout d'un mois de relation, vous concluez simplement et clairement que vous n'auriez jamais dû avoir confiance en elle.

Concernant la deuxième situation, vous croisez un homme, mal rasé et semblant louche. Vous ne lui faites pas confiance, en tout cas vous restez sur vos gardes. Un mois plus tard, vous vous apercevez qu'il a fait des choses bien pour vous. Vous concluez finalement que vous auriez pu et dû lui faire confiance.

La confiance est donc deux choses : le sentiment de confiance que l'on peut avoir pour une personne, mais aussi la conclusion que l'on va porter concernant la fiabilité d'une personne.

On peut peut-être citer Pascal : "Le cœur a ses raisons que la raison ne connaît pas".

Définition Des Deux Types De Confiance

On conclut que le concept de confiance doit être scindé en deux concepts.
Premièrement, le sentiment de confiance (qui est émotionnel et vient du cœur).
Deuxièmement, la confiance que l'on a en une personne, ce que l'on affirme à la suite d'une constatation et à une réflexion que l'on a faite sur des faits s'étant déroulés (c'est l'aspect rationnel de la confiance).

Résumons les deux concepts de confiance en imaginant ce que l'on pourrait dire à quelqu'un dans les deux cas.

Pour le sentiment de confiance, on pourrait dire : "Je ne sais pas pourquoi, mais j'ai confiance en toi."

Pour l'aspect rationnel de la confiance, on pourrait dire : "Je m'aperçois que je peux avoir confiance en toi."

LES PARTIES POLITIQUES

Certains se demanderont peut-être de quel parti politique je suis.

Il est vrai qu'en France, on se situe soit à droite, soit à gauche, soit au centre.

En fait, le parti auquel j'appartiens en réalité n'est ni à droite, ni à gauche. Il s'agit du parti que je qualifierais de parti épicurien.

Le Parti Épicurien

Le parti épicurien pourrait être vu comme un parti antique, chargé de valeurs, un peu comme les partis politiques de droite et de gauche actuels.

La différence est peut-être que les partis de droite et de gauche ont une existence officielle.

Certains pourraient naïvement dire que le parti épicurien n'existe pas. Je dirais plutôt que ce parti n'existe plus ou pas encore. En tout cas, il pourrait très bien exister.

Remarquons simplement qu'avant la création de nos partis politiques actuels, ceux-ci n'existaient pas.

Comment Pourrait-On Définir Le Parti Épicurien ?

L'idéal d'un tel parti serait de répandre le bonheur sur un territoire.

Ceux qui y appartiendraient, les descendants d'Épicure, rechercheraient le plaisir à tout prix, et feraient tout pour permettre à la population d'être heureux.

Au pouvoir, ils donneraient une place énorme à l'éducation.

Cette éducation serait d'abord cognitive : dispensée par l'école, elle permet d'être plus civilisé, plus subtile et raffiné. Cette éducation permet aussi d'être beaucoup plus beau intérieurement, quitte à devenir transparent dans la plupart des situations.

Le deuxième type d'éducation serait une éducation sentimentale. En encourageant les jeunes gens à partager entre eux des moments roses, cette éducation apporterait la douceur, la gentillesse, la tendresse, le désir d'être heureux, et un naturel pacifisme.

Rôle De L'argent Sur Le Bonheur

Contrairement à ceux qui véhiculent des idées naïves, vivre dans un pays riche et aisé augmente sérieusement la possibilité d'être heureux.

C'est sûr, dire le contraire est beau. Mais est-ce vrai et réaliste ?

Si un jour, la France devenait extrêmement pauvre, je pense sérieusement que la probabilité d'être heureux serait fortement compromise pour la plupart. La probabilité de vivre dans sa bulle rose serait alors faible.

Je suis donc pour un certain isolationnisme économique Français quand cela est possible.

La raison en est très simple.

Faisons une expérience de pensée très théorique.

Supposons dans un premier temps que la France garde son argent en totalité. Cet argent serait alors injecté sur le territoire, et pour le confort des Français. Ceux-ci, civilisés et subtils, auraient alors tous les ingrédients pour être heureux.

Supposons dans un deuxième temps que la France donne tout son argent à un ensemble de Pays P1, P2, P3, … Il y aurait alors beaucoup moins d'argent pour les ministères, et notamment pour organiser l'éducation de la jeune population. Le territoire risque-rait d'être un peu plus chaotique, et beaucoup moins en faveur du confort des Français.
La jeune population, peut-être moins éduquée donc moins civili-sée, moins raffinée et subtile, serait probablement moins portée sur le bien-être, l'humanité, et le plaisir. La probabilité d'être heu-reux serait sûrement bien moins importante.

Ce n'est que mon avis.

Mais en tous cas, indépendamment de tous les partis politiques Français existants, je suis très fier d'appartenir au parti épicurien.

Nous devrions tous être de dignes descendants d'Épicure.

LA VIE PAISIBLE

Si j'avais vécu il y a de nombreux siècles, par exemple au Moyen Âge, j'aurais peut-être passé ma vie à côté d'une prairie, près d'un ruisseau. Que ce serait-il passé ? Rien. Pas grand-chose. J'aurais regardé le soleil se lever, les chiens aboyer, je me serais occupé de mes animaux et de mes plantations.

La vie aurait été en quelque sorte extrêmement paisible.

Dans notre monde moderne, en 2021, beaucoup de personnes au travail sont stressés, anxieuses, dépassés par les tâches qu'elles doivent accomplir. Et certains leur disent parfois : fais de la méditation ! Ou mieux encore : il faut que tu décompresses !

Mais force est de constater que nous n'avons jamais été aussi sollicités que dans notre monde, en 2024. Maintenant, les informations vont à la vitesse de la lumière, elles sont sous forme de courriels, de conversations téléphoniques, de rendez-vous physiques.

Nous ne travaillons plus près d'une prairie, mais beaucoup travaillent dans un grand immeuble, où nous avons de nombreux collègues. Les sollicitations sont donc extrêmement nombreuses.

Mais pourquoi vivre à cette allure ?

Pourquoi ne pas rester près de son ruisseau, dans sa prairie, toute la journée, à discuter avec les uns avec les autres ?

Raison D'aller De Plus En Plus Vite

Sur la planète, nous sommes très nombreux. Si l'on divise toutes les ressources de la planète (le PIB mondial en quelque sorte) par le nombre d'habitants en milliards, chaque habitant de cette planète n'aurait pas grand-chose.

Le monde dans lequel on vit se fonde sur l'économie et les finances.

À l'échelle de l'État, pour espérer rester riche, et faire en sorte que ses habitants vivent correctement en ayant un standing correct, l'État doit être compétitif. Être compétitif, c'est amasser le plus d'argent possible, en ayant des entreprises qui soient compétitives vis-à-vis des entreprises des pays adjacents, afin que ce soit nous qui produisions nos produits et les vendions.

Nous pourrons ainsi gagner de l'argent. Cet argent, permettra à notre État de nous garantir une vie la plus paisible possible.

Si on s'arrêtait tous de travailler, on pourrait vaquer et se promener le long des rues en discutant et vivre au gré du clocher de l'église, regarder le ciel, regarder le soleil se lever.

Si l'ensemble des habitants de tous les pays faisaient également comme nous, alors on ferait tous la même chose. Nous pourrions donc le faire sans difficulté. Ce serait tellement bien de vivre dans une petite bulle rose, dans un endroit sans temps, où la vie serait rythmée par le soleil.

Mais si certains pays ne voulaient pas d'une vie calme, alors leur économie prendraient le dessus, et la nôtre s'effondrerait. Nous sombrerions dans la pauvreté, et dans un désespoir total pour la très grande majorité.

Étant donné les ressources limitées sur notre planète, étant donné le nombre toujours plus important d'Hommes sur la planète, il faut malheureusement que notre pays soit compétitif pour que nous soyons le plus heureux possible, ou plus exactement le moins malheureux possible.

Auto-Régulation Du Nombre D'habitants

La solution la plus efficace serait une régulation du nombre d'habitants sur la Terre. Mais il faudrait que ce soit une régulation qui soit décidée par la population elle-même. Il faudrait donc une population mondiale qui soit éduquée en totalité, et ait pleinement conscience de ce problème inquiétant.

La clé est donc une éducation très poussée, à la fois émotionnelle et cognitive, permettant de transformer les jeunes en philosophes heureux, et pleinement conscients des problèmes de leur planète.

Concernant l'ère dans laquelle on vit, je ne pense pas qu'un monde dans lequel on est hyper sollicité, où l'on n'a plus le temps de penser à soi et à son bien-être soit générateur de bonheur.

Je pense que le monde tel qu'il était au Moyen Âge était à bien des égards beaucoup plus heureux et paisible qui ne l'est pour d'autres aujourd'hui.

Sérieux Avantages De Notre Monde Moderne

J'admets qu'il y a de sérieuses et nombreuses exceptions. De nos jours, nous ne mourrons presque plus de maladies infectieuses bactériennes, on a un système éducatif qui nous permet de lire des romans pouvant nous faire rêver et nous permettant de devenir subtils. Les révolutions sexuelles (nous en sommes à la deuxième, Cf. Chapitre sur les révolutions sexuelles) nous permettent d'être bien plus heureux.

Retour À La Réalité

Confronté au principe de réalité, on constate que nous ne pouvons plus vivre dans notre prairie près d'un ruisseau. Ce n'est malheureusement plus possible. Ce n'est pas notre faute. Mais le monde a pris une direction où confort de vie est synonyme de richesse, et où richesse est synonyme de compétitivité économique.

La vie actuelle est effrénée. L'homme n'a jamais été habitué à vivre une vie telle que nous la vivons.

Une solution serait peut-être de ne plus regarder le monde, et de nager dans une bulle rose, tout en utilisant les meilleurs concepts actuels et anciens pour être le plus heureux possible.

UN MONDE DE PAIX ET DE BONHEUR

La période et le lieu où je voudrais vivre, si tout était possible, ce sont les États-Unis des années 1960. En 1969, on marche sur la lune. Tout devient possible.

A cette époque, on est en train de vivre une révolution en physique. On en sait déjà beaucoup, mais tout reste à découvrir.

J'ai volontairement évité de me renseigner trop profondément sur cette période, pour pouvoir me construire un idéal et rêver, justement à partir de l'idée plus ou moins floue que je me fais de cette période.

L'époque Des Hippies

Cette période, c'est celle des hippies. Pour les qualifier, le mot le plus approprié serait peut-être « heureux ».

J'imagine des scènes où des groupes de jeunes font la fête et mangent des marshmallows autour d'un feu.

Dans ce monde, règne la paix.

Car pour être heureux, il est nécessaire de vivre dans un monde de paix.

Si nous voulons être heureux, alors il faut instaurer la paix.

Instaurer La Paix Pour Être Heureux

Un monde de paix est un monde où être heureux est possible. Un monde de paix permet d'avoir les conditions matérielles et humaines pour construire des situations qui rendent heureux.

On ne peut pas être heureux si on ne peut pas construire des situations qui provoquent le bien-être.

Autrement dit, on ne peut pas être heureux si l'on est un dans un monde de guerre. Dans un monde de guerre, de destruction, il règne le désespoir. C'est tout le contraire du bonheur.

Echapper À Notre Réalité

Et là, par choix, je quitte l'attitude du philosophe. Dans ce que m'a appris André Comte-Sponville, le philosophe choisit une réalité malheureuse plutôt qu'une illusion heureuse.

Pour ma part, je préfère souvent l'illusion heureuse.

Quelle que soit la réalité, mon but est d'être heureux quitte à échapper le plus souvent à cette réalité.

Je ne sais pas pourquoi, mais les années 90 ont été mes meilleures années. C'est probablement les années « Friends », célèbre série américaine qui semble combiner réalité et bien-être.

PHYSIQUE

LES BOULES NOIRES

Dans mon troisième livre, j'avais observé la photographie d'un "trou noir". Il s'agissait de la toute première photographie d'un tel phénomène, ce qui était une véritable révolution.

J'avais trouvé à l'époque que cette image ressemblait à une boule (noire), autour de laquelle "gravitait" de la lumière, probablement courbée constamment par la masse gigantesque de cette boule noire.

Je m'étais aussi dit que ce qu'on appelle "matière noire" pouvait simplement être concentrée dans ces boules de matière.

Enfin, je m'étais dit que pour trouver ces boules, on pouvait peut-être pointer les télescopes vers les lieux où la gravité semble converger.

Mais pourquoi un trou noir est vu comme une singularité ?

Je vais vous proposer une hypothèse, qui utilise un concept très simple en physique : les échelles auxquelles on regarde un objet.

Échelle Microscopique, Macroscopique, Mésoscopique

Par exemple, un objet qui mesure 1 micromètre, est-ce grand ou petit ? Eh bien si on se place à l'échelle d'un terrain de football, 1 micromètre est tout petit. On ne le voit même pas. On dit que l'on s'est placé à une échelle macroscopique.

Cependant, 1 micromètre, c'est très grand si on se place à une échelle de 1 nanomètre. 1 micromètre, c'est 1000 fois plus grand qu'un nanomètre ! On dit que l'on s'est placé à une échelle microscopique.

De façon schématique, on peut regarder les objets d'un point de vue macroscopique (de loin), mésoscopique (entre macroscopique et microscopique), et microscopique.

Exemple D'une Étoile

Sirius est une étoile vue de la Terre. Sirius est une petite tâche lumineuse qui scintille. Elle paraît dérisoire par rapport à nous, donc par rapport à la Terre.

Mais en réalité, quand on s'approche de Sirius, et qu'on la mesure, et que l'on compare le volume de Sirius (qui est une boule, comme la Terre), on remarque que le volume de Sirius est 6600000 (c'est-à-dire six millions six cent mille) fois plus grand que le volume de la Terre !

Application Aux Trous Noirs

Un trou noir, vu de très loin, est une singularité car on dirait que c'est un point. Mais un point qui concentre une masse extrêmement grande.

Mais fort heureusement, on a réussi à en photographier (au moins) un.

Il semble donc que d'un point de vue mésoscopique, ce trou noir soit une boule concentrée en matière.

Si la matière est tellement condensée au point de ne plus pouvoir bouger, elle n'émet aucun photon. On ne peut donc pas la voir. Elle est noire. On a eu la chance d'observer cette matière noire en raison du halo de lumière piégée autour de cette boule.

C'est en tout cas la façon dont je vois les choses.

Mais toutes ces hypothèses devront être testées expérimentalement. Comme le dit très bien Richard Feynman, l'expérience est première et seule juge de ce qu'est ou peut être la réalité.

LES DANGERS DE LA TECHNOLOGIE

Les découvertes scientifiques peuvent servir à nous rendre heureux. Ce doit être le but des innovateurs : faire de l'humanité un havre de paix, où les Terriens pourraient vivre plus heureux, en meilleur santé, en tout cas dans des conditions meilleures.

Mais une découverte scientifique peut aussi être utilisé pour inventer et construire des armes de destruction.

Par exemple, la physique nucléaire et la radioactivité permettent de vaincre des tumeurs, grâce à la radiothérapie.

Mais cette physique a aussi été utilisée pour construire la bombe atomique.

Connaître La Technologie Pour S'en Prémunir

Prenons l'exemple de la bombe atomique.

Paradoxalement, la connaissance grossière de son fonctionnement permet d'éviter certaines catastrophes.

Nous savons qu'une bombe atomique est créée en enrichissant de l'uranium.

Il suffit donc de surveiller activement l'utilisation de l'uranium dans tous les pays du monde.

Récemment, la connaissance d'un stock important d'uranium dans un pays a provoqué une intervention dans ce pays, pour éviter qu'une bombe atomique ne soit fabriquée.

Donc, la connaissance du principe de fonctionnement d'une bombe atomique a permis de rechercher tous les indices qui permettraient de se rendre compte qu'un pays est en train d'en fabriquer une.

Une surveillance constante de l'ensemble des pays du monde est censée permettre d'éviter que des catastrophes ne surviennent.

Le Hacking Et Le Biohacking

Je vais tenter d'expliquer le concept nouveau de biohacking. Nous pouvons espérer que des technologies de ce genre n'existent pas.

Pour l'expliquer, partons du hacking informatique, dont nous avons l'habitude.

Le Hacking En Informatique

Le cœur d'un ordinateur est son processeur. Ce processeur est un ensemble de circuits électriques très complexe.

Ce réseau électrique fonctionne grâce à du courant électrique.

Donc, il faut un champ électrique E qui permet de faire accélérer les électrons dans les circuits électriques du processeur.

C'est précisément l'origine du courant électrique circulant dans les circuits du processeur.

Le réseau électrique est l'objet physique permettant au processeur de fonctionner.

Mais le courant électrique ne passe pas dans les circuits du processeur de façon chaotique.

Donc, la façon dont le courant circule, a une signification. On parle du langage qu'utilise le processeur pour fonctionner.

Quand le courant passe par un circuit, on associe au circuit le chiffre 1. Quand le courant ne passe pas par un circuit, on lui associe le chiffre 0.

Les séries de 0 et de 1 (par exemple 1011001001010010) qui ont une signification, constituent le langage du processeur.

Ce langage est ensuite rendu plus abstrait pour que nous puissions le comprendre et communiquer avec l'ordinateur.

Par exemple, une série précise de 0 et de 1 pourrait correspondre à une ligne de code dans un langage de programmation tel que le langage Python par exemple. La ligne : print "Bonjour", écrite par un programmeur provoquerait l'apparition du mot "Bonjour" sur l'écran de notre ordinateur.

Un programmeur, au sens où nous l'entendons classiquement, est une personne qui peut utiliser un langage abstrait de haut niveau (comme le python, le C, ou l'OCaml par exemple), pour fabriquer un jeu vidéo ou un logiciel de traitement de texte par exemple.

Donc, il va transformer son idée (ce qu'il veut faire) en un programme informatique, qui fera fonctionner le réseau électrique de l'ordinateur, de façon organisée, pour permettre à l'ordinateur d'afficher du texte à l'écran, ou alors pour faire en sorte qu'un personnage d'un jeu vidéo puisse se déplacer sur notre écran.

Un hacker, au sens où nous l'entendons classiquement, serait une personne qui utiliserait un langage de programmation pour pénétrer un ordinateur à distance, par exemple. Donc, depuis sa machine, il pourrait activer le réseau électrique du processeur d'une autre personne cible, pour écrire des choses à l'écran, ou alors pour contrôler l'ordinateur.

Espérons que ce genre de hackers sont rares.

De toute évidence, quand on utilise un ordinateur, il est pertinent d'utiliser un antimalware et de mettre à jour régulièrement son système d'exploitation, pour minimiser la probabilité de se faire attaquer par un hacker.

Cela prouve que la connaissance du hacking permet aux développeurs d'anticiper différentes attaques, et de mettre à notre disposition des antimalwares et des systèmes informatiques qui sont protégés au maximum contre ce genre d'attaques.

Concept De Biohacking

Le hacking peut se faire car le processeur d'un ordinateur distant peut être utilisé et contrôlé.

Il est donc nécessaire d'utiliser du courant électrique. Un champ électrique E qui fait se déplacer les électrons dans les fils électriques produit un courant électrique.

On peut donc a priori contrôler ce qui fonctionne avec de l'électricité.

Dans notre organisme humain, ce qui fonctionne avec de l'électricité est le cerveau.

Notre cerveau fonctionne car du courant électrique circule le long des neurones, qui sont les cellules qui composent notre cerveau.

Théoriquement, il y a un moyen de faire circuler du courant

électrique dans les neurones, en se plaçant à distance. Il faudrait utiliser l'une des équations de Maxwell. D'après cette équation, la variation au cours du temps d'un champ magnétique est à l'origine de la création d'un champ électrique.

$$\overrightarrow{rot}\,\vec{E} = -\frac{\partial\vec{B}}{\partial t}$$

Si on trouvait un moyen pour induire localement au niveau du cerveau des micro-perturbations d'un champ magnétique de façon parfaitement contrôlée, cela permettrait de faire circuler du courant de façon contrôlée, au niveau du cerveau.

Le champ électrique pourrait donc être utilisé pour faire fonctionner le cerveau, comme les hackers font fonctionner le processeur d'un ordinateur distant.

Le champ magnétique utilisé pourrait être le champ magnétique terrestre, que l'on ferait raisonner localement de façon précise et contrôlée.

Mais on peut imaginer utiliser des variations contrôlées du champ gravitationnel.

Par exemple, quand on parle, ou plus généralement, quand on délivre un son audible (ou un infrason), on crée une onde de pression qui se déplace dans l'espace.

Autrement dit, un son est composé d'une alternance de zones où il y a beaucoup de molécules, et de zones où il n'y en a quasiment pas.

La masse globale d'un volume spatial dV où il y a beaucoup de molécules peut être de dm par exemple. Un même volume dV d'une zone où il n'y a quasiment pas de molécules peut peser dm'. Comme dm est bien supérieur à dm', la zone dm attirera en quelque sorte la zone dm', en vertu de la loi de la gravitation.

Donc, ce son crée des micro-perturbations gravitationnelles locales, pouvant faire bouger localement les neurones, ce qui pourrait être à l'origine de perturbations neuronales pouvant avoir des conséquences ressenties par un individu qui serait soumis à ce son.

Chaque molécule du cerveau à une masse. Donc, en fonction de la fréquence du son, on peut imaginer une résonnance mécanique locale, augmentant virtuellement la gravité locale apparente, ce qui pourrait démultiplier de façon démesurée l'action du son.

Le Langage Du Cerveau

Nous pouvons décider de parler, en disant la lettre "a" par exemple. Nous pouvons la répéter autant de fois que désiré.

Donc, le cerveau fonctionne de façon très organisée, ce qui implique que le courant ne circule pas dans le cerveau de façon chaotique, mais de façon très organisée, comme dans le microprocesseur d'un ordinateur.

Les neurones ont donc un langage.

Comme dans le cas d'un ordinateur, un langage de haut niveau d'abstraction (appelons-le bio-L, acronyme de bio-langage) pourrait être utilisé par un biohacker pour communiquer avec le cerveau.

En actionnant des séries de circuits neuronaux très précis, un biohacker pourrait reproduire des phénomènes que l'on expérimente tous les jours, dans des conditions normales.

On pourrait imaginer que le biohacker puisse faire apparaître des pensées (des sons primaires, ou alors des sons plus élaborés comme des mots, qui pourraient permettre une véritable discussion avec le cerveau visé).

Le biohacker pourrait aussi voir sur son écran la résultante du fonctionnement du cerveau visé, c'est à dire ce que pourrait dire la personnes (ses réflexions, ses pensées), mais aussi ce que la personne serait en train de regarder.

Bien sûr, les modifications cérébrales pourraient peut-être être pires, en fonction de la méchanceté du biohacker. Par exemple, que se passerait-il si un centre cérébral lié à l'activité cardiaque était surstimulé ?

But De Cette Technologie

Si elle existait, une telle technologie pourrait permettre l'espionnage industriel. Ce serait catastrophique, car des biohackers pourraient par exemple arriver à avoir le secret de la bombe atomique en hackant les cerveaux des scientifiques les fabriquant.

Pourquoi Parler D'une Telle Technologie ?

Soit cette technologie existe, soit elle n'existe pas.

Mais comme pour la bombe atomique, il est important de comprendre les procédés physiques plausibles qui pourraient être impliqués dans la création d'une telle technologie.

Si l'on sait qu'une technologie pourrait être possible, alors on peut essayer d'être très vigilant à propos de ce qui pourrait se passer dans certains laboratoires de recherche.

Il est évident que si un individu voyait de telles recherches dans un centre où il travaillerait, cet individu aurait sans doute le devoir d'alerter les bonnes personnes, afin que le pire puisse être évité.

Conclusion

Je suis d'avis que la technologie pourrait causer la perte de l'humanité.

C'est la raison pour laquelle il faut penser à toutes les technologies que l'on pourrait créer grâce aux sciences, pour agir préventivement.

Si l'on arrivait à faire la liste exhaustive de tout ce qui pourrait exister, alors, en regardant ce qui se passe dans l'ensemble des laboratoires de recherche où l'on aurait des doutes, on arriverait peut-être à éviter qu'une technologie néfaste n'existe.

On ne pourra sans doute pas empêcher la technologie de continuer de s'améliorer, même si l'on ne le souhaitait pas.

Mais ce que l'on peut faire, c'est surveiller globalement ce qui se passe sur notre planète, pour éviter le pire.